DE LA

RÉSISTANCE VITALE DE LA FEMME

AUX MALADIES

ET DE

LA STATISTIQUE MÉDICALE

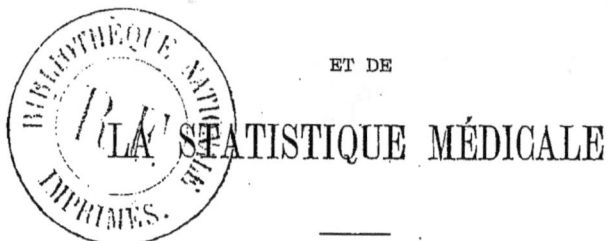

Communication faite à la Société de Médecine de Marseille

PAR LE Dr ROUGIER

EXTRAIT DU MARSEILLE MÉDICAL

MARSEILLE

E. CAMOIN, LIBRAIRE-ÉDITEUR

RUE CANNEBIÈRE, 1

1874

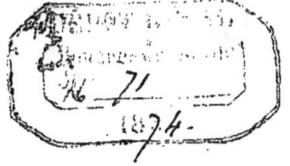

AVANT-PROPOS

Lorsque nous avons commencé cette étude, nous nous étions proposé de démontrer seulement, par nos propres observations, que la femme avait une résistance plus grande à l'asphyxie et à la syncope traumatique, mais en poursuivant notre examen, nous nous sommes aperçu qu'il en était généralement de même pour les autres maladies. Nous avons dû alors chercher, au moyen de la statistique médicale, les rapports de leur différence d'action, vis-à-vis des deux sexes, et par suite, nous avons reconnu qu'il existait une influence très marquée des sexes, sur le nombre, la gravité et la mortalité de ces maladies. En outre, jetant les yeux sur la statistique générale du mouvement des populations (naissances et décès) nous avons vu que ce que la statistique médicale nous avait signalé, se vérifiait par la statistique générale, qui assigne à l'homme plus de mortalité, et à la femme plus de longévité.

DE LA

RÉSISTANCE VITALE DE LA FEMME

AUX MALADIES

——•o◦◌◦o•——

CHAPITRE PREMIER.

DE LA RÉSISTANCE A L'ASPHYXIE ET A LA SYNCOPE PLUS GRANDE
CHEZ LA FEMME QUE CHEZ L'HOMME.

———

Première Observation.

En 1855, une fuite de gaz d'éclairage se fit, pendant la nuit,
dans un magasin de la rue Paradis, en face de la rue Dumarsais.
Le concierge et sa femme couchaient sur une soupente dans
l'arrière-magasin. Le matin, à l'heure à laquelle s'ouvrent les
magasins, celui-là restait fermé. Les voisins frappent à la porte,
personne ne répond; alors, soupçonnant quelque accident, ils
font ouvrir le magasin par l'extérieur, on entre et on trouve le
concierge et sa femme inanimés sur leur lit. Le premier soin des
assistants fut de les exposer à l'air, à cet effet, on les transporta
sur des matelas, à la rue Haxo, rue beaucoup moins passante
que la rue Paradis. C'est là que je fus appelé à leur porter secours;
d'autres médecins de passage prêtèrent leurs concours. La
femme ne tarda pas longtemps à reprendre ses sens et fut ame-
née chez sa sœur, femme d'un bottier qui demeurait à côté, rue
Jeune Anacharsis; tandis que le mari resta plus de deux heures
avant de donner signe de vie. Ce ne fut qu'à la suite de longues manœuvres et de remèdes appropriés que les mouvements
respiratoires reparurent, mais son intelligence ne revint pas; il
ne prononça que des paroles incohérentes et sans discernement.

Fatigué d'une aussi longue séance de médecine en plein vent, j'ordonnai de le transporter chez ses parents, qui demeuraient à la rue Tilsit. Le lendemain, à ma visite, l'état du malade ne s'était pas amélioré. Le trouble dans les idées s'accentuait même davantage, je manifestai alors aux parents le peu d'espoir de la guérison et on fit appeler notre regretté confrère le docteur Melchior-Robert, médecin de la famille. Après l'examen du malade et d'un avis commun, nous le fîmes séquestrer à l'asile de Saint-Pierre, où il mourut quelque temps après d'un ramollissement du cerveau.

Deuxième Observation.

Trois ans après, en 1858, je fus appelé le matin rue Canonge, n° 1. La veille au soir un homme et une femme avaient fait rôtir des châtaignes sur un fourneau allumé au milieu d'une chambre sans cheminée. Après s'être régalés, comme on le fait aux époques de la Toussaint, en mangeant des châtaignes, ils se couchèrent sans avoir la précaution d'éteindre le feu et de renouveler l'air de la chambre. Aussi le lendemain matin au jour, la femme, dont la démarche n'était pas trop assurée, vint m'appeler pour voir son mari qui, disait-elle, ne remuait plus, elle me raconta son histoire de la veille. Je trouvais cet homme dans un état d'hébétude, les yeux injectés, la face vultueuse, douleur de tête, répondant avec peine aux questions que je lui adressais. Une médication appropriée, vu le degré peu avancé de l'asphyxie, ramena dans 24 heures cet homme à la santé. La femme en s'éveillant avait seulement éprouvé de la lourdeur de tête. Elle chancelait sur ses jambes, ce qui ne l'avait pas empêché de sortir pour appeler le médecin.

Les faits ont leur langage, l'essentiel est de les interpréter selon leur nature. Que voyons-nous dans ces deux observations, deux hommes et deux femmes, placés dans la même couche d'air irrespirable, sur le même plan. L'homme et la femme de la rue Paradis subissent l'asphyxie par le gaz d'éclairage, l'homme et la femme de la rue Canonge, par le gaz du charbon de bois; mais les femmes en éprouvent de moindres atteintes, d'où on peut conclure que le sexe féminin jouit d'une immunité relative à l'asphyxie. La même immunité s'observe dans les maladies dont la période ultime est l'asphyxie, comme dans le choléra asiatique. Dans la dernière épidémie, il y a deux ans, à Saint-Pétersbourg, moitié plus d'hommes succombèrent au choléra. Les diverses épidémies que nous avons traversées en France, ont fait plus de victimes chez le sexe masculin.

Il en est ainsi dans l'asphyxie par fulguration : en 1865 M. Baudin, faisant la statistique des hommes et des femmes frappés mortellement par la foudre, fait remarquer que les deux sexes ne sont pas également atteints, le rapport du sexe féminin au sexe masculin est comme 2 est à 3, une femme et deux hommes foudroyés à mort. Les mêmes faits ont été observés par M. Faure, qui, voulant donner une explication à ce phénomène, dit que la femme est meilleur conducteur du fluide électrique. Tant valait dire comme Molière : Voilà pourquoi votre fille est muette. D'après les tableaux de M. Pocy, pour l'Angleterre, les hommes y figurent dans une proportion six fois plus considérable, et cela depuis le premier âge.

Le nombre moins grand des filles mort nées est encore une preuve de ce que j'avance, l'asphyxie étant la cause prépondérante des morts à la naissance.

Notre vénéré collègue, Monsieur le professeur Villeneuve, dans un remarquable mémoire sur le rapport existant entre le volume des enfants et leurs résistance vitale dans l'accouchement normal, combat l'assertion du professeur d'Edimbourg, M. Simpson, qui attribue la mortalité des garçons à leur grosseur qui devient un obstacle à l'accouchement. Il démontre par plusieurs observations que des filles aussi grosses, et même d'un diamètre céphalique plus grand, sont venues naturellement à la vie.

M. Villeneuve se demande alors :

Est-ce que les filles auraient un privilége d'immunité sur les garçons, avec des diamètres céphaliques égaux ?.... il ajoute ensuite, *il serait difficile d'expliquer la raison pour laquelle les*

filles ne présentent aucun cas de mort parmi les plus volumi-
neuses avec des diamètres céphaliques égaux et même supérieurs
à ceux des garçons morts.... Eh bien, je crois pouvoir répondre
que c'est par la raison que le sexe féminin résistant d'avantage à l'asphyxie, donne à la mère le temps nécessaire à sa
délivrance.

L'observation clinique est confirmée par la statistique.
A la naissance, le sexe masculin est au sexe féminin comme
17 est à 16. Chez les morts-nés ce rapport change, il est de
17 à 11. Dans le premier cas il y a 17 garçons pour 16
filles ; dans le second, il n'y a plus que 11 filles pour 17
garçons. Ainsi la résistance relative de la femme commence et
se prononce dans le sein de la mère.

Je me suis proposé dans cette étude de faire ressortir la
généralisation de la résistance de la femme à l'asphyxie,
qu'aucun auteur, n'a, que je sache, encore signalée. Je ne
chercherai pas à vous en donner l'explication, je crois
qu'elle jouit de ce privilége en vertu de son idiosyncrasie.
Pourtant ne pourrait-on pas hasarder une théorie, en disant
que la femme, relativement à son corps, a une plus grande
masse de sang, destinée, dans la période de fécondité, à
nourrir deux êtres à la fois ; et si elle a plus de sang, elle a à
dépenser plus d'oxygène que charrie le sang artériel dans ses
organes, et même le sang veineux, qui, quoique en moindre
quantité, en contient encore beaucoup. *Si, en effet,* dit
M. Claude Bernard, *l'oxygène ne peut plus arriver du dehors,*
pour entretenir la combustion et produire le calorique ; il n'en
faut pas conclure qu'il fasse entièrement défaut. Il y a une
provision, un emmagasinement d'oxygène dans le sang. Lors-
qu'on intercepte l'air dans les voies respiratoires, le sang arté-
riel et même le sang veineux, ordinaires, contiennent encore une
forte proportion d'oxygène, qui, dans les circonstances normales,
ne les abandonnent jamais, mais qui, après l'asphyxie, se con-
sume et disparaît totalement (1).

_____

(1) *Leçon sur l'asphyxie,* juin 1872.

Etant incontestable que la femme a plus de sang, elle doit résister davantage à l'asphyxie, en fournissant plus longtemps de l'oxigène à la combustion et à la calorification.

Dans la syncope, la femme jouit encore d'une immunité relative. Pour l'appréciation de ce fait, il fallait soumettre les deux sexes à la même opération. C'est ce qui s'est vu dans mes nombreuses revaccinations. Les défaillances par piqûres de lancette sont fréquentes chez les hommes, et n'atteignent pas la femme nubile, ou bien rarement; je n'ai vu que quelques fillettes de six à treize ans avoir des évanouissements, tandis qu'il n'est pas rare de voir des hommes tomber en syncope. En 1870 et en 1871, lorsque je revaccinai les troupes de la garnison, d'un effectif de 5,000 hommes environ, il y avait trois, quatre soldats défaillants à chaque séance; j'ai observé la même proportion chez les civils, sans distinction d'âge et de force.

Quelquefois, la syncope frappe comme la foudre; mais le plus souvent sa marche est lente. Elle débute par une lourdeur de tête, par une sensation au cœur, par un éblouissement et quelquefois surviennent des nausées, même des vomissements, entre temps la circulation se ralentit, le pouls devient filiforme, puis cesse de battre; alors, les lèvres bleuissent, une sueur froide couvre la face et le corps, les pulsations cardiaques ne s'entendent plus, le refroidissement est général. Poussée à ce degré, la syncope conduit à la mort apparente, qui est la suspension des fonctions de la vie animale. Dans cet état on a pu croire à une mort réelle, croyance qui a fait laisser pour morts des individus qui auraient pu être rappelés à la vie. Telle est l'évolution de la syncope comme je l'ai observée.

Je reviens à ma première observation: l'homme asphyxié par le gaz d'éclairage, a été atteint d'aliénation mentale, caractérisée par l'imbécilité, et meurt ensuite d'un ramollissement du cerveau. Depuis 1836, le nombre des aliénés est devenu quinze fois plus grand et, malheureusement, il grandit chaque année, et c'est depuis 1836 que l'usage du gaz d'éclairage a commencé à se vulgariser dans les établisse-

2

ments publics, cafés, cercles, théâtres, hôtels et jusque dans les dortoirs des lycées. Le gaz d'éclairage, par ses émanations résultant d'une combustion incomplète, aurait-il une petite part dans la pathogénie de la folie ? Le fait est qu'il congestionne le cerveau, d'où s'en suit son ramollissement, dont la manifestation est l'imbécilité.

Voilà bien des idées et des hypothèses hasardées. Je les livre à votre discussion, mais je défends et j'affirme ma conclusion, qui est le titre de mon travail. — Oui...

La résistance à l'asphyxie et à la syncope est plus grande chez la femme que chez l'homme.

CHAPITRE II.

RÉPONSES AUX OBJECTIONS.

On m'a dit, une hirondelle ne fait pas le printemps : en poésie pastorale, c'est joli ; mais l'hirondelle de l'Idylle ne s'élève pas à la hauteur où plane la science. Là un seul fait, un simple aperçu peuvent en agrandir l'horizon.

Oui, Messieurs, un fait bien observé est un jalon qui en fait apercevoir d'autres. Son existence bien constatée, on peut en induire qu'il y en a eu de semblables, et qu'il s'en rencontrera encore.

Il y a quatre ans, je visitai un enfant âgé de douze mois, atteint d'une varioloïde très régulière. Six mois après il eut la variole dont il mourut. Contrairement à l'opinion que je partageais alors, j'en conclus que la varioloïde ne préservait pas de la variole. Je présentai cette observation à la Société, on la repoussa, on la nia même, en disant, par une supposition gratuite, que Louis XV avait eu deux fois la variole. Seulement l'exemple n'était pas bien choisi et, quoique Trousseau l'affirme, le fait n'est pas exact. Louis XV eut dans sa jeunesse la varioloïde et dans sa vieillesse la variole, dont il mourut. Steinbrenner rectifie le fait dans son ouvrage sur la vaccine, couronné par l'Académie des sciences en 1845. Depuis, des cas semblables se sont montrés, un de nos confrères a eu la douleur de perdre de la variole un de ses fils qui, quelque temps auparavant, avait eu la varioloïde.

Je suis revenu sur cette question de la non préservation de la varioloïde parce que le peuple et les médecins croient généralement qu'elle est préservatrice, croyance qui coûte la vie à bien des personnes.

Puisque dans ce travail j'ai parlé de la foudre, je signalerai un de ses phénomènes les plus extraordinaires et les plus inexplicables. Ce phénomène est l'impression, sur le corps des foudroyés, des images, des figures, des objets qui les environnent. En 1786, Franklin présenta à l'ancienne Académie des sciences l'image d'un peuplier imprimé sur la poitrine d'un homme au moment où la foudre tombait sur cet arbre, qui était dans le voisinage ; l'Académie des sciences ne vit là qu'une suffusion sanguine fortuite. Ce fait ne fut pas pris en considération, il était seul ; mais il était bien constaté par Franklin et ne pouvait rester isolé. M. Boudin a fait des recherches à ce sujet et en a trouvé plusieurs exemples antérieurs et postérieurs à celui de Francklin..... les pères de l'Eglise racontent que l'empereur Julien portait sur son corps l'image d'objets qui étaient autour de lui, lorsque la foudre éclata au moment où il tentait de reconstruire le temple de Jérusalem (mémoire de Boudin sur la météorologie). Sans douté un seul fait ne suffirait pas pour établir une théorie, mais il est le point de départ, d'où l'observation va rencontrer d'autres faits semblables qui serviront pour en formuler la loi.

C'est donc bien à tort, lorsqu'on dit que les deux faits qui me sont propres ne suffisent pas pour *trancher une question de science*, non seulement ces deux faits n'étaient pas isolés, mais je les ai présentés avec un nombreux cortége. Ils ont été le point de départ de mon observation. Pendant vingt ans, ils ont germé dans ma tête. En voyant chaque année la foudre frapper plus fréquemment les hommes que les femmes : l'immunité relative de celles-ci s'affirmait davantage dans mon esprit. Ainsi quand j'ai formulé ma proposition :

La femme a une résistance plus grande à l'asphyxie et à la syncope,

Les faits étaient plus que suffisants, pour conclure à une loi physiologique générale, que je revendique comme ma propriété.

On a refusé le caractère de l'asphyxie à mes deux observations. Voyons si le reproche est fondé.

L'asphyxie, a-t-on dit, par le gaz d'éclairage et par l'oxide de carbone est un empoisonnement.

Je réponds, avec M. Claude Bernard : *l'asphyxie est la cessation de la fonction respiratoire et l'ensemble des phénomènes qui lui succèdent, et comme cette fonction revient à un échange de gaz, dont l'agent principal est en dernière analyse le globule rouge du sang, on peut dire que l'asphyxie consiste dans la cessation des fonctions du globule sanguin. Celui-ci cessera son rôle si, au lieu de se trouver en présence du milieu atmosphérique avec lequel il est en relation d'échange habituel, il se trouve en présence d'un milieu inerte ou toxique. Aussi peut-on distinguer deux sortes d'asphyxie : asphyxie par intoxication, produite par les gaz pernicieux, toxiques, tels que l'oxide de carbone, etc., et l'asphyxie produite par la simple privation d'air respirable, et par les gaz inertes, azote, hydrogène* (leçons sur l'asphyxie, en juin 1872).

Ainsi pour M. Claude Bernard, comme pour les autres auteurs classiques, il y a l'asphyxie par les gaz délétères. Voilà donc mes deux observations à l'abri de toute atteinte.

Sans doute les phénomènes de l'asphyxie varient selon les causes qui la produisent. L'asphyxie par gaz délétère est complexe, aux phénomènes de la privation d'air respirable, se joignent les troubles des fonctions par les gaz délétères ; M. Claude Bernard l'appelle alors asphyxie mixte ; selon que telles espèces de gaz prédomineront les phénomènes pencheront dans un sens ou dans un autre ; mais à la fin tous viendront se confondre, se résoudre dans un seul et même phénomène, dans le sang noir, dans le globule sanguin noir, et ce phénomène, *ajoute-t-il, se reproduit identique à lui-même, le déterminisme une fois fixé est immuable.* A mes deux observations, j'en ajouterai deux autres.

Notre honorable confrère, M. le docteur Despine, a bien voulu m'indiquer celle qu'il a insérée dans son ouvrage sur la phsychologie naturelle :

Au Havre, un homme et une femme, ayant résolu de se donner la mort, s'enferment dans une chambre où, après avoir fermé hermétiquement portes et fenêtres, allument un fourneau de charbon. Huit jours se passent, et lorsqu'on ouvre, une odeur infecte se dégage du cadavre de l'homme ; la femme comme un fantôme s'avance, en prononçant quelques paroles, vers les personnes qui étaient venues ouvrir la porte de la chambre.

Le 31 décembre, dit M. le professeur Tourdes, de Strasbourg, la famille Bérengier était toute réunie. Elle était composée de trois hommes et de trois femmes : le père et deux fils, la mère, la fille et une domestique. Le jour de l'an rien ne remue, le magasin et le logement restent fermés, le deux janvier aussi, jusqu'à 10 heures 1/2. Alors on se décida à pénétrer dans le logement. Les soins les plus empressés sont prodigués à ceux qui offrent un signe de vie. Mais Bérengier succombe le 3 janvier, la femme seule survit.

M. Tourdes remarque parmi les symptômes de l'asphyxie, par le gaz d'éclairage, le trouble des fonctions intellectuelles, et perte absolue de connaissance, lésion et congestion des méninges et du cerveau.

La remarque du professeur Tourdes vient tout à fait à l'appui de ce que j'ai dit relativement à l'asphyxie du magasin de la rue Paradis. Le gaz de l'éclairage congestionnant le cerveau, a pu produire son ramollissement.

La fulguration produit-elle l'asphyxie ?

C'est l'opinion des auteurs classiques, surtout de M. Frédéric Dubois qui classe la fulguration dans une de ses trois divisions de l'asphyxie.

Le docteur Sonrier, médecin en chef du camp de Châlons, a décrit, en 1869, les effets de la foudre sur le cadavre du capitaine Lacroix, qui y fut foudroyé pendant un violent orage qui s'abattit sur le camp, la décharge de fluide électrique produisant, selon lui, une expansion énorme des gaz, abolit la respiration et l'asphyxie est immédiate, l'air respirable manquant tout-à-coup par sa raréfaction extrême. Les lésions cadavériques prouvent encore que la fulguration est une asphyxie.

On trouve, dit M. Sonrier, *dans les cavités droites du cœur le sang noir,* coagulé et diffluent *et les cavités gauches vides.* Le sang noir, le globule sanguin noir en sont les signes caractéristiques.

Dans cette dernière catégorie, on ne pourra pas dire que les faits que j'invoque ne sont pas nombreux. M. Boudin a fait la statistique des foudroyés de tous les pays d'Europe, et partout il a vu le sexe féminin jouissant d'une immunité relative ; seulement pour la France, dans la période de 1854 à 1864, on a compté 967 personnes tuées dont 698 hommes et 269 femmes. A peu près deux tiers de moins pour le sexe féminin. Maintenant si nous joignions ce nombre à celui de toutes les statistiques sur la foudre, on arriverait à un total considérable.

Relativement à la syncope, je ne vous ai pas décrit d'observation particulière. Je m'étais contenté de vous annoncer le fait général, qui me paraissait si évident que je n'avais pas cru devoir insister d'avantage. Aujourd'hui , le souvenir de ma pratique me rappelle un fait de syncope qui a pour lui l'authenticité juridique. Son importance sous divers rapports m'a engagé à vous le présenter.

Un savetier de la rue Eydoux, voyant son épouse aux prises avec une autre femme, se précipite sur celle-ci le tranchet à la main et lui fait plusieurs entailles à la poitrine. Croyant l'avoir tuée, il retourne son arme contre lui-même et se fait trois blessures pénétrantes à l'abdomen. Requis par le commissaire de police de mon arrondissement, je procède en sa présence à l'examen du meurtrier, qui est couché, étendu sur son lit. Les assistants sont à lui prodiguer les petits verres de rhum qu'il régurgite, et entourent les narines de linges imprégnés de vinaigre. Je tâte le pouls, je ne sens pas battre la radiale, je porte ma main sur le cœur, je l'ausculte, pas de pulsation. Je découvre le blessé et j'aperçois trois plaies pénétrantes de l'abdomen avec hernies épiploïques. (Après avoir fait rentrer l'épiploon, je pratiquai deux sutures à chaque plaie d'un centimètre et demi de long.) La circulation étant interrompue, il n'y avait pas d'hémorrhagie, la face était livide et les lèvres bleuâtres. Cet homme inanimé était à l'état de mort apparente. Les yeux étaient fermés. La paupière supérieure soulevée, retombait aussitôt que je ne la soutenais plus. Je fis la même manœuvre quatre à cinq fois et chaque fois la paupière se contractait pour se fermer. L'œil était naturel, la cornée transparente. Il y avait aussi quelques mouvements automatiques autour des plaies abdominales ; je me tournais vers le commissaire et lui dis : cet homme me semble présenter encore quelques signes de vie, il faut le faire transporter à l'hôpital. En même temps que je parlais au commissaire, l'entourage lui renversa le drap de lit sur la tête, le croyant mort. Le commissaire le fit porter à la Conception sur un brancard, qu'on déposa dans les couloirs, sans l'entrer dans les salles, persuadés que cet homme était mort.

Les allants et les venants passent sans y faire attention. C'était midi et ce ne fut que vers le milieu de la nuit qu'on s'aperçut de la méprise. Soit que quelques gouttes de rhum, arrêtées dans l'isthme du gosier, eussent pénétrées par glissement dans l'estomac, soit la fraîcheur de la nuit (c'était l'été) ; il sortit de sa syncope.

Tel est le fait certifié dans mon rapport et dans celui du Commissaire de police. Grâce à la syncope, le blessé a parfaitement et promptement guéri de ses plaies pour aller rendre compte à la justice des méfaits de son irascibilité. Quoique le coupable se fût rendu justice lui-même, il n'en fut pas moins puni sévèrement, il était récidiviste, le savetier jouait du tranchet, pour couper la peau humaine.

La femme frappée par ce meurtrier, était aussi couchée, étendue sur son lit et, quoiqu'elle crût avoir des blessures mortelles, elle n'avait pas perdu connaissance, heureusement ses plaies à la poitrine, n'étaient pas pénétrantes et elle put guérir sans le bénéfice de la syncope traumatique, qui est le privilége de l'homme en pareille circonstance.

Je dirai encore : les faits ont leur langage ; il faut savoir les faire parler. Pourquoi ce coupable a-t-il guéri si facilement des plaies pénétrantes de l'abdomen, qui sont presque toujours mortelles ? parce que, dans la syncope, la circulation étant arrêtée, il n'y a pas d'hémorrhagies, la sensibilité étant suspendue, il n'y a pas de réaction. Les auteurs ont remarqué qu'elle est favorable aux blessés qui perdent leur sang.

Le côté vraiment original de ce fait est celui-ci : les yeux étant fermés, les paupières relevées retombaient sur les inférieures par une sorte de contraction automatique ; c'est ce phénomène qui me fit déclarer que cet homme n'était pas encore mort et qu'il fallait le transporter à l'hôpital.

Dans la syncope arrivée à l'état de mort apparente, la vie de relation, la vie animale sont suspendues, laissant subsister la vie organique, qui peut persister plus ou moins de temps, de plusieurs heures, à un ou deux jours — même plus. Selon M. Londe, de l'Académie de médecine, la durée ne peut pas être déterminée.

Dans mon observation, elle a duré environ douze heures.

La méprise de l'hôpital de la Conception s'est produite dans d'autres hôpitaux. Trousseau raconte, dans ses *Leçons cliniques* (t. III. P. 432-433) : *Des fièvres intermittentes pernicieuses, la plus grave de toutes est peut-être la syncopale que Torti a si merveilleusement décrite. Elle est la plus grave en ce sens qu'entraînant quelquefois un état de mort apparente, les malades sont exposés à être abandonnés et à périr fatalement, alors qu'ils auraient été sauvés par une médication énergique.... Un des chefs de gare du chemin de fer, à Avignon, sujet depuis quelque temps à des accès de fièvres intermittentes, eut plusieurs syncopes répétées ; la dernière fut si profonde que l'absence complète du pouls fit croire que le malade avait succombé. Le décès constaté on transporta le corps dans un amphithéâtre, il y était seulement depuis quelques heures, quand la Providence voulut qu'un*

garçon de salle eut besoin d'y entrer, entendit quelques grogne--
ments, il s'aperçu de l'erreur commise, rapporta le malheureux
dans son lit et appela M. Chauffard, médecin de l'hopital. Le
quinquina fut immédiatement donné à haute dose, les accidents
cessèrent, et le malade revint à la santé. Un autre individu
tombé en syncope était tenu également pour mort, le drap lui
avait été jeté sur le visage, quand M. Chauffard, l'examinant
encore, constata que si les artères radiales, axillaires, carotides
ne battaient plus, il y avait quelque mouvement lent, sensible
au cœur, il fit donner sur le champ le sulfate de quinine en
lavement et le malade fut sauvé.

Il y a à remarquer ici que ces deux syncopés étaient des
hommes, à cela on répond : mais, dans les hôpitaux il y a
plus d'hommes que de femmes, comme on avait dit pour les
foudroyés, qu'il y avait plus d'hommes que de femmes répan-
dus dans les champs, mais il a fallu bien reconnaître que cette
raison était vaine, lorsqu'on a vu des hommes et des femmes,
pour ainsi dire, côte à côte, dans le même groupe, ceux-là foudroyés et celles-ci pas atteintes.

Si, comme le dit l'auteur *Des signes de la mort*, le docteur
Josat ; il n'y pas de signes certains et qu'il faille attendre la
putréfaction du cadavre, seul signe réel ; si on parvenait à
avoir le signe de la mort apparente, on éviterait ces terribles
méprises des ensevelissements de l'homme vivant. Ce signe
pourrait être l'occlusion des yeux conservant la transparence
de la cornée et des humeurs vitrées.

L'explication physiologique des faits que j'ai avancés,
n'étant pas donnée par la science, j'ai dit d'abord que la
femme jouissait d'une immunité relative à l'asphyxie, en
vertu de son idiosyncrasie, j'ai dit ensuite qu'on pouvait en
trouver la raison dans la plus grande quantité de sang qui, ré-
gulateur des nerfs, *sanguis moderator nervorum*, selon Hippo-
crate, les fixe et donne une plus grande force de résistance.

On avance, avec un semblant de vérité, que la femme a le
sang pauvre, qu'elle est plus sujette à l'agglobulie, je ne parle
pas de la femme malade, mais de la femme physiologique, à
l'état normal.

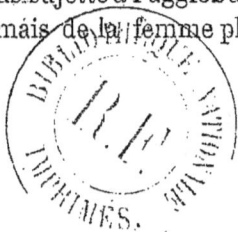

3

Ces pertes de sang périodiques, qui la débarrassent de son excédant du fluide sanguin lorsque l'utérus n'est pas gravide, ces hémorrhagies dans les accouchements plus ou moins abondantes, ne sont-elles pas le témoignage certain de ce que j'avance. J'ai vu quelquefois de ces hémorrhagies si excessives, traverser matelas, paillasse, ruisseler jusque sur le parquet et la femme ne pas tomber en défaillances et puis se remettre très-promptement du sang si abondamment perdu, tant elle en répare facilement les pertes. Parmi les exemples de ces pertes si grandes, je crois devoir en citer un qui a aussi un caractère d'utilité :

En 1856, à 5 heures du matin, je fus appelé en toute hâte auprès de la dame B., demeurant rue des Petits-Pères, la veille à 6 heures du soir (nous étions en été), cette dame s'était fait arracher une dent molaire, à la mâchoire supérieure, par la dame d'un dentiste ; une hémorrhagie s'en suivit, la dame S., lui ayant assuré que le sang s'arrêterait, elle retourne chez elle, espérant toujours la fin de l'écoulement du sang. A mon arrivée, elle me montra les vases dans lesquels elle le recevait, j'estimai qu'il y en avait environ trois litres. Après lui avoir ordonné les hœmostatiques nécessaires, je sortis, croyant à mon tour à la prompte cessation de l'hémorrhagie. A dix heures, je retournai et quel ne fut pas mon étonnement en examinant les vases de nouveau de voir que deux litres s'étaient ajoutés aux premiers.

N'espérant plus rien des hœmostatiques, il n'y avait plus du temps à perdre, des tintements d'oreilles commençaient à se faire entendre ; redoutant une syncope, il fallait sur le champ trouver un expédient. Comme par une espèce d'inspiration, je plaçais le pouce de la main droite à l'endroit de la dent arrachée, siége de l'hémorrhagie, j'exerçai aussitôt la compression digitale qui, au bout de vingt minutes au plus, l'arrêta sans retour, et cette dame reprit le lendemain ses occupations habituelles.

Cette observation prouve deux choses: 1° l'abondance du sang de la femme ; 2° la facilité avec laquelle on arrête les hémorrhagies par la compression digitale, judicieusement appliquée.

Je pourrais étendre plus loin encore mon observation et montrer d'autres maladies dont la femme souffre de moindres atteintes pour compenser celles qui lui sont propres. Vous le savez, il y a dans la femme une autre femme, *alter mulier in utero*, qui a des maladies qui la font périr. Par la loi providentielle qui régit l'équilibre des sexes, il faut donc que si d'un côté le sexe féminin paye un tribut plus grand à certaines maladies qui lui sont propres, d'un autre côté, les maladies qui lui sont communes avec l'homme lui soient moins funestes, pour compenser aussi l'excédant des naissances des garçons sur celles des filles.

Des faits que je viens de relater, je crois pouvoir conclure a *fortiori* à une immunité relative du sexe féminin, aux diverses sortes d'asphyxies, aux syncopes, aux maladies dont la période ultime est l'asphyxie.

CHAPITRE III.

LA SYNCOPE DE MICHEL MONTAIGNE. MA SYNCOPE A LA MER.

Aucun médecin, aucun physiologiste n'a si bien décrit la syncope que Montaigne, écrivain moraliste de la Renaissance. Dans l'intérêt de la science, je viens la reproduire, en abrégeant, le récit qu'il en a fait lui-même. Les auteurs en ont dit seulement un mot sous le rapport du bien-être qu'il en éprouva. A l'exemple des philosophes anciens, Socrate, Platon et bien d'autres, Montaigne a voulu se connaître lui-même; le γνωθι σεοτον a été sa préoccupation constante; il s'est examiné, il s'est *espié*, ainsi qu'il le dit, pour se fortifier, pour s'endurcir contre les maux qui nous assiégent. Il s'est peint lui-même dans son livre, miroir de ses sensations et de ses pensées, qu'il a analysées et expliquées avec tant de bonne foi : il n'aurait, pourtant, pas pu accomplir la tâche qu'il s'était imposée, si un événement fortuit ne l'avait fait tomber en une défaillance de cœur qui le conduisit jusqu'aux confins de la vie, touchant la terre de la mort. Là il apprit que ce qu'il redoutait tant, ce donc il était si effrayé, la mort, n'était si redoutable que quand on ne l'avait pas approchée de près.

« Il me semble, dit-il, qu'il y a quelque façon de nous
« apprivoiser à elle, et de l'essayer aulcunement, nous en
« pouvons avoir expérience, sinon entière et parfaite, au
« moins telle qu'elle ne soit pas inutile, et qui nous rende
« plus assurés et fortifiés : si nous ne la pouvons joindre,
« nous la pouvons approcher, nous la pouvons reconnaître,
« et si nous ne donnons jusqu'à son fort, au moins verrons-
« nous et en pratiquerons les avenues.

« Ceux qui sont tombés en défaillance de cœur, par quel-
« que violent accident, ont été bien près de voir son naturel
« et vrai visage, car quant à l'instant et au point de passage,
« il n'est pas à craindre qu'il porte avec soi, aucun travail ou
« déplaisir.

« J'étais à la promenade, monté sur un petit cheval, bien
« aisé, mais peu ferme, lorsqu'un de mes gens, monté aussi
« sur un puissant roussin, vint à le pousser à toute bride,
« droit dans ma route, et fondre comme un colosse, contre le
« petit homme et le petit cheval, et le foudroya de sa roi-
« deur et de sa pesanteur, nous envoyant l'un et l'autre les
« pieds contremont : si que voilà le cheval abbattu et couché,
« tout étourdi, moi, dix ou douze pas au-delà, étendu à la
« renverse, le visage tout meurtri et tout écorché, n'ayant ni
« mouvement, ni sentiment non plus qu'une souche. C'est le
« seul évanouissement que j'ai senti jusqu'à cette heure. Les
« personnes de ma suite, ayant essayé, par toutes les moyens
« qu'ils purent, de me faire revenir, me tenant pour mort, me
« prirent entre leurs bras et m'emportèrent, avec beaucoup de
« difficultés, en ma maison ; après avoir été plus de deux
« heures tenu pour trépassé, je commençais à me mouvoir et
« à respirer et à reprendre un peu de vie, mais ce fut par les

« menus, et par un si long trait de temps, que mes premiers
« sentiments étaient beaucoup plus approchants de la mort
« que de la vie. Cette recordation que j'en ai fort empreinte
« en mon âme me représentant son image et son idée, si près
« du naturel, me concilie aulcunement à elle. Quand je
« commençai à y voir, ce fut d'une vue si trouble, si faible et
« si morte que je ne discernais rien encore que la lumière.

« Quant aux fonctions de l'âme, elles naissaient avec
« mêmes progrès que ceux du corps. Il me semblait que ma
« vie ne me tenait plus qu'au bout des lèvres ; je fermais les
« yeux pour aider, ce me semblait, à la pousser hors, et pre-
« nais plaisir à m'allanguir et à me laisser aller. C'était une
« imagination qui ne faisait que nager superficiellement en
« mon âme, aussi tendre et aussi faible que le reste ; mais à
« la vérité non seulement exempte de déplaisir, ainsi mêlée à
« cette douceur que sentent ceux qui se laissent glisser au
« sommeil.

« Je crois que c'est ce même état où se trouvent ceux qu'on
« voit défaillants de faiblesse en l'agonie de la mort..... que,
« par conséquent, ils n'étaient pas fort à plaindre. On me
« présenta force remèdes, de quoi je n'en reçus aucun, tenant
« pour certain que j'étais blessé à mort par la tête.....

« C'eût été, sans mentir, une mort bien heureuse, car la
« faiblesse de mon discours me gardait d'en rien juger, et
« celle du corps d'en rien sentir. Je me laissais couler d'une
« façon si molle et si aisée, que je ne sens guère autre action
« moins poisante que celle la n'était. Quand je vins à revivre
« et à reprendre forcé, qui fut deux ou trois heures après,
« je me sentis rengagé à la douleur.

« Ce conte d'un événement si léger est assez vain, n'était
« l'instruction que j'en ai tirée pour moi, car à la vérité, pour
« s'apprivoiser à la mort je trouve qu'il n'y a que de s'en
« avoisiner. Ce n'est pas leçon d'autrui, c'est la mienne, et ne
« me doit-on savoir mauvais gré si je le communique. Ce
« qui me sert peut aussi servir par accident à un autre. »

Comme médecin, surtout, je suis de l'avis de Montaigne ; je
le suis encore par l'accident que m'est survenu à la mer.

Il y a cinq ans, par les fortes chaleurs de nos brûlants étés, j'étais, comme beaucoup de monde, aux bains des Catalans. Ce jour là les eaux étaient exceptionnellement chaudes; étant nageur, je m'élançais au large, soit pour chercher une eau un peu moins saturée de toutes sortes de choses, soit pour avoir un peu plus mes coudées franches. Bien mal m'en prit; n'éprouvant pas en ce moment la fraîcheur habituelle de l'eau, je fus énervé, affaissé, sans sentiment ni mouvement, je devins le *Ludibrium venti et undæ*, comme un corps inerte; un voisin, nageur aussi, qui avait jeté les yeux sur moi, s'aperçut que mes évolutions au gré des flots n'étaient peut-être pas volontaires; après m'avoir examiné quelques instants, il se décida enfin à me saisir par le bras et me ramena sans efforts au rivage, comme une planche qu'on pousse devant soi.

Nullement préoccupé d'échapper au danger de la submersion, qui me menaçait si je n'avais pas été secouru, je ne faisais aucun effort. Je prenais plaisir à m'allanguir, me laissant aller comme à un sommeil invincible. Arrivé près de l'échelle mes pieds touchant le sable, je repris connaissance, mon sauveur me fit presque des excuses d'avoir interrompu mes ébats, incertain s'ils étaient volontaires ou involontaires. Comment? lui dis-je, vous m'avez rendu un grand service dont je vous remercie vivement. J'étais sans force, et je me laissais couler.

Il y a dans ces deux observations des considérations qu'il faut faire ressortir. Je n'entrerai pas dans celles de l'ordre psychiques, que Montaigne a si bien développées, et auxquelles je me livrerai si je n'étais pas devant un auditoire de savants et, surtout, de médecins. Qu'il me soit pourtant permis de dire, qu'étant hommes avant tout, nous avons un certain intérêt à savoir qu'il est doux de mourir; c'est-à-dire, que l'instant du passage de la vie à la mort est sans douleur et sans effroi; nos organes, à ce moment suprême, épuisés de leur forces, cessent leurs fonctions. Le vieillard qui s'éteint conservant son intelligence jusqu'à la fin, désire le repos de la mort. La vieille tante de Brillat Savarin, prenant sa tasse de café: Il faut s'endormir, dit-elle, et tournant la tête elle était morte. Il y a une dizaine d'années, un de nos confrères octogénaire disait à sa famille, qui le pressait de prendre un bouillon pour le reconforter, la machine ne marche plus, mon gossier n'avale pas.

Dans les précédentes séances nous avons envisagé la syncope sous diverses faces : d'abord ses dangers terribles, qui nous exposent à être enterrés vivants. En évoquant ici le spectre de ces ensevelissements de l'homme que la mort n'a pas encore frappé, je crois qu'il est opportun de provoquer, auprès de l'administration de la ville de Marseille, la nomination de médecins vérificateurs des décès, qu'aucun conseil municipal, de quelle couleur qu'il soit, n'a voulu encore investir de ces peu agréables mais très utiles fonctions. Je pourrais ajouter que dans ces divers conseils ont siégé plusieurs de nos confrères, qui ont été opposés à cette messure si urgente et si indispensable dans notre populeuse cité.

Les blessures graves sont une cause fréquente de défaillance poussée jusqu'à la mort apparente. On est ému quand on pense que bien des soldats blessés sont tenus pour morts sur les champs de bataille, lorsqu'ils auraient pu être rappelés à la vie ; de quelle horreur encore n'est-on pas saisi quand l'histoire nous apprend qu'un général ennemi, arrivant vers la fin de la bataille de Waterloo, fit piétiner par la cavalerie nos braves soldats, gisant à terre, dont plusieurs durent ouvrir encore une fois les yeux, réveillés par les pieds des chevaux, qui les avaient meurtris. Pour adoucir nos regrets, espérons que de nombreuses ambulances, libres de circuler sur les champs de bataille, pourront à l'avenir arracher à la mort ceux qui n'en ont encore que l'apparence.

La syncope a des compensations ; nous avons dit plus haut qu'elle était favorable aux blessés ; elle prolonge aussi l'asphyxie et donne plus de temps pour ranimer l'asphyxié. Dans la submersion, la personne qui se noie peut rester beaucoup plus longtemps sous l'eau. Dernièrement on a retiré vivante, après deux heures d'immersion, une femme qui était tombée dans la Seine à l'état de syncope.

Un médecin américain a pu ranimer un jeune homme qui, patinant sur un étang, séjourna dans l'eau quinze minutes, tomba sous la glace et fut retiré avec toutes les apparences

de la mort. Il mit le cadavre de ce jeune homme en contact
avec une batterie électrique, sans toutefois, négliger les
moyens de sauvetage usités; après six heures d'efforts persé-
vérants, il réussit à le rappeler à la vie. Cet exemple, qui ne
manque pas de précédents, démontre une fois de plus que la
mort par immersion est souvent très lente, et souvent aussi
seulement apparente. M. le Dr Bourgeois a sauvé des individus restés sous l'eau pendant six heures, tandis que deux minutes suffisent pour asphyxier sans retour le submergé.

La syncope, étant la suspension de la circulation et de la
respiration, on comprend que l'oxygène du sang se dépense
beaucoup plus lentement. Le globule sanguin est arrêté dans
sa marche et n'a pas besoin de renouveler son oxygène pour
brûler le carbone, puisqu'alors la combustion ne s'opère plus.
C'est là la raison la plus probable du phénomène.

La syncope intervient heureusement dans plusieurs autres
états morbides : dans les fièvres pernicieuses, l'accès malin
se passe pendant l'intervalle de l'interruption de la vie animale; après, l'administration du quinquina prévient d'autres
accès, comme dans les deux observations extraites de la clinique de Trousseau. Dans l'hystérie, la malade traverse la
crise sans douleurs et sans convulsions. Dans les empoison-
nements par les narcotiques, l'effet toxique n'étant pas perçu
par le cerveau, l'intoxication est retardée.

Relativement à la seconde observation, je ferai remarquer
que, par la haute température de l'eau de mer, le bénéfice que
le baigneur se propose de son bain ne se réalise pas. Il
éprouve une surexcitation nerveuse qui empêche son effet
tonique. On doit alors ne se baigner qu'aux heures où les
eaux sont le moins chaudes. Il y a des personnes qui croient
que les bains de mer *excitent, échauffent*. Aucun tempérament
ne les exclus, quand on sait judicieusement les administrer.

Je reviens sur quelques questions en litige. Je vous ai dit
que chez le savetier de la rue Eydoux, il n'y avait plus de
pulsations artérielles, que le cœur ne battait plus, et là des-
sus j'ai été accusé d'erreurs anatomiques et physiologi-
ques etc..... Eh bien ! je me suis recueilli sur cette question.

j'ai réfléchi mûrement, et, après avoir consulté les auteurs, je reste dans mon opinion.

On a prétendu que le cœur ne cesse pas de battre quand la mort n'est qu'apparente. M. Bouchut le champion de cette assertion, a déclaré l'infaillibilité de l'auscultation du cœur, comme moyen de constater la réalité de la mort.

Si on a pu dans certains cas, à l'aide de l'auscultation, constater que la vie n'était pas perdue sans retour, il y en a bien d'autres où toute investigation a été nulle. Donc l'infaillibilité de M. Bouchut est contestable et ne peut être acceptée par des praticiens avisés.

Si la mort n'est certaine que lorsque survient la putréfaction, l'occlusion des yeux, conservant leur transparence, est un indice que la vie ne peut n'être que suspendue ; c'est cette occlusion qui me fit apercevoir que le savetier n'était pas mort. Si on rapproche de ce fait, ce que dit Montaigne : « Qu'il fermait les yeux pour s'aider à chasser la vie hors de lui. » Toutes les fois qu'on verra une personne froide, insensible, inanimée, ayant les paupières closes, se contractant pour se refermer, on peut espérer de la ranimer, ou qu'elle pourra reprendre-elle-même ses sens.

Dans les morts violentes, accidentelles, subites, pouvant n'être qu'apparentes, comme celles que nous venons de rapporter, il faut longtemps continuer les efforts de sauvetage, car combien auraient été sauvés, si on avait persisté plus longtemps à les secourir. Alors notre organisme est surpris en présence de ses forces, qui, n'étant qu'opprimées, peuvent être ranimées.

Les auteurs qui ont relaté des observations de personnes en défaillance, poussée jusqu'à l'état de mort apparente, ont bien dit qu'elles avaient les yeux fermés, sans faire remarquer qu'il en devait être ainsi, puisque celui qui est pris de syncope se laisse aller comme à un sommeil invincible. Alors, s'il n'est pas secouru, il passe de vie à trépas dans une douce *allégeance*.

CHAPITRE IV.

La statistique médicale, qui fait l'objet de ce quatrième en-
tretien, est le couronnement de l'étude que je poursuis devant
vous. Dans les précédentes communications, j'ai démontré,
par des faits authentiques, se corroborant les uns les autres,
que la femme a une résistance vitale plus grande aux asphyxies, aux syncopes, aux maladies dont la période ultime est
l'asphyxie, et généralisant de plus en plus mon observation ,
j'en suis arrivé à conclure que le sexe féminin jouit d'une
immunité relative aux diverses maladies qui lui sont communes avec le sexe masculin. Je me suis servi de trois moyens
pour déterminer ce fait de résistance : le premier, l'observation clinique ; le second, la statistique médicale , et le troi-
sième, la statistique générale.

Et tout d'abord , qu'est-ce que la statistique ? C'est la loi
des moyennes des grands nombres ; et cette loi est-elle ap-
plicable à la médecine ? Jusqu'à présent, malgré les tentatives
qu'on en a faites, on peut répondre par la négative. Il y a environ quarante ans , des médecins , aussi estimables qu'ins-
truits, notamment M. Louis, entraînés par le progrès que
d'autres sciences recevaient de la statistique, voulurent en
faire l'application à la thérapeutique, et en conçurent les plus
grandes espérances. Il ne s'agissait de rien moins que d'arriver à trouver le spécifique de chaque maladie, en comparant
toujours entr'elles les méthodes thérapeutiques , ensuite
choisissant celles qu'on aurait reconnues les meilleures, réus-
sissant le mieux, le plus souvent et même toujours; la médecine devenait une question de chiffres, où sans effort, l'art de

guérir, si difficile, aurait résolu le problème de la santé par quelques opérations d'arithmétique.

Hélas ! ce ne fut qu'un rêve d'hommes de bien, sitôt évanoui. Cette statistique, qui fut appelée la méthode numérique, groupait ensemble des valeurs de diverse nature, et lorsqu'on croyait avoir touché le but, des faits contradictoires arrivaient, et malgré tout le talent de ces célèbres promoteurs, on ne put en tirer aucune conclusion pratique. La simple numération fut abandonnée et on se replia sur le calcul des probabilités, dont Laplace avait fait l'heureuse application à l'astronomie.

M. Gavarret, tout jeune encore, ancien élève de l'école polytechnique, fut naturellement séduit et publia, en 1840, un ouvrage intitulé : *Principes généraux de statistique médicale.* Dans cet ouvrage, l'auteur s'est proposé de bonne foi, de pouvoir se servir du calcul des probabilités, comme Laplace s'en était servi pour inventer ces systèmes d'étoiles multiples. Si, en effet, par analogie, on sait qu'une étoile n'est jamais isolée et qu'elle doit toujours faire partie d'une constellation, les faits, en médecine, sont trop souvent divergents, s'éloignent les uns des autres, sans pouvoir se grouper en système médical, contrôlé par le calcul. La statistique médicale du professeur Gavarret, partagea le sort de celle de M. Louis et ni la numération ni le calcul probable n'entrèrent dans le domaine de la médecine.

En 1857, M. Bertillon, en voulant réfuter les assertions de M. Carnot, l'incorrigible détracteur de la vaccine, sur le prétendu déplacement de la mortalité de l'enfance à l'âge adulte, fit incidemment, en quelques mots, de la statistique médicale, non plus sous le rapport de la thérapeutique, mais sous celui de l'influence des sexes, sur les maladies et la mortalité. Frappé de la différence de la mortalité des garçons et des filles, il s'exprime ainsi : « Il résulte donc que, soit au siècle passé, soit au nôtre, en France comme à l'étranger, une différence très tranchée existe, dès la première année, entre la mortalité des deux sexes, puisqu'en moyenne, sur 100 enfants de chaque sexe, il succombe dans l'année 20 garçons et seulement 16,5 filles, soit le cinquième des garçons et seulement le sixième des filles. Une loi si constante est entièrement le fait d'une prédisposition organique; et d'ailleurs, comme les enfants mâles ne sont frappés à cette époque de la vie par aucune affection spéciale à leur sexe, il en faut nécessairement conclure que toutes ou quelques-unes des maladies de l'enfance sont plus graves pour un sexe que pour l'autre, bien que cette importante différence ait complètement échappé jusqu'ici à l'observation médicale. La statistique générale démontre cette inégalité; c'est à la statistique médicale, et en particulier à la statistique des causes de décès, qu'il appartient d'approfondir cette intéressante question, de découvrir si toutes les maladies ou quelques-unes, et lesquelles, sont plus graves chez les mâles.

Si nous voulions continuer l'examen de la mortalité comparée suivant les âges, les sexes, les pays, etc., le volume suffirait à peine pour mettre en lumière une multiplicité de vérités généralement inconnues en médecine. (1) »

Puissons-nous mettre en lumière quelques-unes de ces vérités.

Aucune statistique n'a été possible jusqu'à présent en médecine parce qu'on n'a pas commencé par ce qui est primordial et fondamental, ce qui doit répandre un nouveau jour sur la physiologie, l'étiologie, la pathologie, la thérapeutique et l'hygiène :

L'INÉGALITÉ DE LA MALADIE DEVANT LES DEUX SEXES.

Cette inégalité de la maladie est un fait si général qu'il ne peut résulter que d'une organisation particulière. En effet, dans le sein de la mère, dès que l'ovule est fécondé, cette organisation privilégiée se prononce et se poursuit à la naissance et à tous les âges. L'être humain est déjà sujet aux

(1) *Conclusions statistique contre les détracteurs de la vaccine*, page 7.

maladies avant de naître et quand il est mis au monde, elles viennent l'assaillir dans une proportion encore inégale aux deux sexes.

Plus encore que les enfants de naissance, les morts-nés mâles plus nombreux prouvent l'influence des sexes, puisque aucune cause étrangère à l'organisation n'a pu agir sur eux.

Par le privilége que la femme tient de sa constitution, elle résistera davantage aux maladies. Voyons dans quelles proportions cette résistance se prononce. D'après des calculs déduits de l'observation clinique, la mortalité comparée oscille d'un deuxième à un sixième, c'est-à-dire que les décès masculins sont aux décès feminins comme :: 2 : 1, :: 3 : 2, :: 4 : 3, :: 5 : 4, :: 6 : 5,. Ainsi que nous allons le voir dans les maladies que nous passerons en revue.

D'abord, l'asphyxie, puisqu'elle est la base de notre étude. Les observations que j'ai mentionnées, dont deux me sont propres, ne sont pas, dit-on, assez nombreuses, soit, ferai-je au moins remarquer, en passant, que sur six décès, il y a eu 4 décès masculins et 2 décès féminins. Rapport :: 2 : 1.

De pareilles observations ne sont pas non plus nombreuses dans la science, et chaque fois qu'on en constate, l'homme est atteint plus gravement que la femme. Il y a quelques jours seulement qu'un jeune homme et une jeune fille, épris d'un violent amour, et ne pouvant pas contracter mariage, résolurent de mourir ensemble, ils s'enfermèrent dans une chambre, et après avoir pris les précautions d'usage, allumèrent un réchaud de charbon; quelques heures après, le domestique du Monsieur vient frapper à la porte, pas de réponse, un voisin lui dit, il y est avec une dame. Il regarde alors par la serrure, la clef étant dedans et une forte odeur de fumée donnant l'éveil d'un accident, on ouvre et on trouve sur un lit le jeune homme et la jeune fille sans mouvement et inanimés, les premiers soins suffirent pour ranimer la femme et l'homme a été gravement malade.

Dans les accouchements, les garçons morts qui viennent asphyxiés l'emportent sur les filles : le rapport des garçons morts-nés sont aux filles morts-nées :: 3 : 2, ; dans l'asphyxie par fulguration, les foudroyés masculins sont aux féminins :: 2 : 1.

La syncope traumatique frappe plus d'hommes que de femmes, dans une proportion plus que décuple.

MALADIES ASPHYXIQUES.

Croup. — Dans la séance de l'Académie de Médecine du 29 novembre 1868, on a lu un mémoire sur la trachéotomie faisant connaître que sur 28 enfants, il y a eu 15 guérisons dont 7 garçons et 8 filles, 13 sont morts, 9 garçons et 4 filles. Sur 31 décès relevés dans l'*Annuaire de la mortalité génevoise*, publié par le D'r Marc Despine, de Genève, il y a aussi 18 décès masculins contre 13 féminins. Rapport à peu près :: 3 : 2.

CHOLÉRA ASIATIQUE.

Il y a opportunité de parler en ce moment du choléra puisqu'il vient d'envahir de nouveau l'Europe et la France.

Les statistiques n'ont pas toute l'exactitude désirable, surtout dans les premières invasions, à cause de la perturbation jetée dans les administrations par la terreur qu'inspirait aux populations un fléau si terrible et jusqu'alors inconnu ; mais en observant attentivement, on s'apercevait dans la pratique que le sexe masculin comptait plus de victimes. J'en avais fait la remarque pendant les épidémies qui ont sévi à Marseille et auxquelles j'avais assisté comme praticien, sauf à celle de 1834.

Nous donnons ici le tableau mortuaire des sept épidémies qui ont régné dans cette ville. Nous passons sous silence celle de 1837, qui a fait le moins de victimes et dont je n'ai pas trouvé de relation.

Décès cholériques par sexes.

ANNÉES.	Masculins.	Féminins.	TOTAL.
1834	382	483	865
1835	1295	1281	2576
1849	1232	979	2211
1854	1582	1236	2828
1855	737	561	1298
1865	1169	843	2012
1866	642	466	1108
TOTAUX..	7039	5849	12888

:: 5,46   4,53
à peu près 6 hommes et 5 femmes.

Les chiffres de ce tableau sont acceptés comme les plus authentiques par les médecins et les auteurs qui les ont publiés dans leurs écrits, après un sévère examen. Nous avons nous même relevé sur le registre de l'État-Civil les décès des deux dernières épidémies, personnes ne les ayant fait connaître.

Si pour les besoins de la thèse que je soutiens, j'avais à faire prévaloir une répartition proportionnelle plus exacte, j'aurais des chiffres encore plus favorables au sexe féminin, l'avantage que lui donne le tableau ci-dessus suffit pour montrer l'évidence de sa supériorité vitale.

On y voit pourtant que la première épidémie (1834) a cent femmes en plus, et qu'à la deuxième (1835) les deux sexes sont à peu près frappés part égale part ; mais si on considère qu'il y avait alors à Marseille un excédant de 17000 femmes sur une population de 157000 habitants, comme l'a fait remarquer l'habile staticien M. J. Mathieu, une immunité relative est acquise au sexe féminin. En effet, en réunissant les décès de la première et de la deuxième invasion et en les comparant d'après la population respective, qui était alors de 70000 hommes et de 87000 femmes, on aura le rapport : : 4,88 : 3 94, tandis que si on n'a égard qu'au nombre des décès, on a le rapport inverse : : 5,12 : 4,88. Dans le premier cas, les décès masculin dépassent les féminins de 0,94, et dans le second, les féminins surpassent les masculins de 0.24.

En poursuivant notre examen, les épidémies de 1849, 1854, 1855, qui donnent une immunité relative assez marquée, bénéficieraient davantage encore au sexe feminin, dont le nombre était alors supérieur. Mais en 1865, 1866, les ouvriers attirés par les grands travaux de la ville, avaient fourni un excédant de 15000 hommes ; nous aurons donc cette fois à réduire les décès masculins proportionnellement à cet excédant, qui, sur une population de 300,000 habitants, selon le procédé que nous avons employé pour les deux premières épidémies, accuserait un rapport : : 5,26 : 4,32, au lieu du rapport : : 3,60 : 2,60 ; en ne faisant attention qu'au nombre des décès masculins. J'ai fait ces observations pour montrer combien les statistiques par sexes sont fausses lorsqu'on n'établit pas les rapports d'après les éléments de la population hommes et femmes.

Il y a donc lieu de rectifier la table de mortalité ci-dessus d'après ce principe, et au lieu d'avoir le rapport à peu près 6 hommes et 5 femmes, on a 4 hommes et 3 femmes, rapport qui s'accorde le mieux avec l'observation clinique.

Il peut y avoir des statistiques partielles qui donnent une mortalité supérieure au sexe feminin, mais en les groupant en grands nombres, la moyenne de ces nombres en sera le résultat confirmatif. Cette moyenne fait disparaître les variantes, les perturbations qu'amènent des circonstances accidentelles, qui ne pourront enfreindre la loi générale qui lors qu'elle subit des exceptions plus ou moins considérables, indique qu'il faut intervenir par la prophylaxie et l'hygiène pour rétablir l'ordre naturel.

Considérons, en outre, que la femme est en définitive plus

souvent appelée auprès des cholériques, qu'elle leur donne les soins de toute nature, particulièrement ceux de propreté, qu'elle lave leurs linges, souillés de toutes sortes de déjections, et on sera étonné que malgré tant de causes puissantes de contagion, elle jouisse d'une aussi grande immunité relative. Qu'on ne vienne pas dire : Mais les hommes sont plus nombreux, ils s'exposent davantage ; c'est tout le contraire qui a lieu. Pour les épidémies varioliques, même raisonnement que rien ne justifie.

Nous avons fait sur les *Annuaires* du bureau des longitudes le relevé des décès par variole pendant 20 ans dans la ville de Paris. Le chiffre total s'élève à 8613, dont 4849 appartiennent au sexe masculin et 3764 au sexe féminin, rapport : : 4 : 3. M. le Dr Mac-Despine, dans l'*Annuaire de la Mortalité génevoise*, donne des chiffres semblables.

Si pendant 20 ans la variole a été toujours plus meurtrière pour le sexe masculin, pourquoi dire que la femme, ayant la peau plus délicate que l'homme, doit nécessairement être plus sujette aux affections varioleuses, que, du reste, on vaccine plus les filles que les garçons, je ne sache pas que les mères aient moins de sollicitude, de tendresse pour leurs fils.

Sont sujettes aux mêmes lois, d'autres maladies qui fournissent le contingent le plus fort à la mortalité, telles sont : les fièvres graves, typhoïdes, cérébrales, pneumonie, catarrhe pulmonaire, aigu et chronique, phthisie. On croit généralement que la femme, à cause de son tempérament délicat, paye un tribut plus fort à cette diathèse qui fait toujours plus de victimes. Eh bien, la statistique dit le contraire et dissipe tous ces *à priori* sans fondement. Il est vrai qu'à Paris la femme est plus cruellement frappée, mais cette capitale babylonienne change ses conditions vitales et la fait succomber en plus grand nombre, surtout dans l'âge des plaisirs, de 14 à 36 ans.

On dit encore : il y a plus de folles que de fous ; elles ont l'esprit plus faible et, par conséquent, leur raison se dérange plus facilement. Mais si on compte, la statistique leur donne raison, et c'est surtout le ramollissement du cerveau qui atteint les hommes et épargne les femmes. Ici, comme dans la syncope traumatique, les femmes ne figurent sur ce triste tableau qu'à l'état d'exception.

Cette énumération de la cohorte nosologique, quoique restreinte, indique assez que la loi ici formulée doit s'étendre aux autres maladies qui sont communes aux deux sexes. Nous observerons toutefois que les hydropisies générales, les cancers, les morts subites et quelques autres affections à mortalité relativement faible, attaquent plus les femmes.

Jusqu'à présent la classification des maladies relatives au nombre des sexes et à leur influence sur leur gravité n'est pas faite. J'apporte, quoique pauvre de matériaux, ma pierre à l'édifice : que d'autres plus riches y travaillent. Il serait à souhaiter pour le progrès médical que des médecins mieux placés, pénétré de l'importance de la question, se missent à l'œuvre. Aucun mieux que M. Besnier, le savant rapporteur des maladies régnantes à la Société des hôpitaux de Paris, ne peut remplir une tâche aussi utile par ses nombreuses et judicieuses observations.

Une loi providentielle veut qu'il y ait plus de mâles que de femelles pendant la période de la fécondité. Cette loi est générale et pour le règne végétal et pour le règne animal. Pour l'homme, dans tous les lieux, dans tous les temps, elle régit les sexes. Il y a en France, année moyenne, depuis 1817, un excédant de 30,000 garçons. Comment se fait-il donc, que la femme qui est inférieure en nombre à la naissance soit supérieure en survivance ? Comment peut-elle compenser cet excédant de 30,000 garçons et encore l'excédant de mortalité des maladies qui n'atteignent qu'elles et que lui causent la grossesse, la parturition, la puerpéralité ? Sur un million de femmes qui sont dans cette catégorie, il en succombe environ 25,000. C'est par l'atténuation des décès produits par les maladies qui lui sont communes avec l'homme.

Et à quel âge cette atténuation des décès aura amorti et l'excédant des naissances des trente mille garçons et aussi les vingt-cinq mille décès de la puerpéralité ? Ce sera vers 50 ans, lorsque la période de fécondité aura complètement cessé.

« D'après les mortuaires, dit M. Bertillon, c'est seulement vers 50, 55 ans que l'excès des naissances masculines est épuisé par l'excès de mortalité du sexe mâle, en conséquence, le nombre des hommes doit jusqu'à cette âge être supérieur à celui des femmes et le recensement lui-même vient justifier cette vue. »

A partir de cet âge de 50 ans et, toujours par l'atténuation des décès féminins, le nombre des femmes qui survivent s'accroît jusqu'à environ 75 ans, devenues alors plus nombreuses, elles compteront plus de décès, mais en raison du nombre et non parce que la vitalité aura fléchi, puisque les femmes qui meurent de vieillesse sont aux hommes : : 3 : 2 et quelles sont les dernières à arriver au terme final ! et les recensements viennent aussi justifier cette vue. Depuis 1817 qu'on fait des recensements réguliers, on y remarque un excédant de femme, qui était, en 1820, 868,325; en 1831, de 669,033 ; en 1836, de 619,308 ; en 1841, de 445,382. Cet excédant va en diminuant jusqu'au dernier recensement 1872, où il est encore de 145,969, ainsi la résistance vitale de la femme s'affirme jusqu'à la fin de sa vie et infirme les dispositions du Code qui fait bénéficier l'homme de la survivance, lorsque dans un accident, périssent hommes, femmes et enfants, l'homme, le *sexe fort*, étant présumé mourir le dernier.

On dit que la femme est le sexe faible : sans doute, s'il s'agit de la force de l'athlète, ou du fort de la halle, oui, ce qui n'empêche pas que la femme, qu'on me permette cette expression triviale, a la vie dure.

En physiologie, on distingue deux sortes de forces; les forces *in actu*, les forces *in posse*, les forces en action, les forces en puissances ou radicales. Ce sont celles-ci qui sont l'apanage du beau sexe, les premières, s'épuisent promptement par l'activité musculaire plus intense ; les secondes, sont lentes à s'user par une activité modérée.

Comme corollaire d'une plus grande résistance vitale, la femme vivra plus long-temps. M. Fleury, dans son *Cours d'hygiène* dit : « il résulte des tables de MM. Quetelet, Bickmars et de Montferrand, qu'à tous les âges, la vie probable et la vie moyenne des femmes sont plus longues que celles des hommes ».

CONCLUSIONS.

L'observation au lit des malades montre la différence d'action des maladies sur les deux sexes.

La statistique médicale calcule les rapports de cette différence.

Ensuite, consultant en dernier ressort la statistique générale, on constate que les décès généraux des populations concordent avec les décès particuliers des maladies.

En passant par cette triple juridiction, le problème de la résistance vitale de la femme me semble péremptoirement résolu... Je puis donc dire dans une dernière conclusion :

La femme apparaît à la vie moins nombreuse.

Et plus nombreuse, elle en soutient les derniers combats.

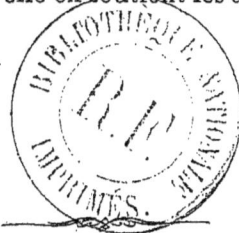

Marseille. — Typ. et Lith. Barlatier-Feissat Père et Fils, rue Venture, 19.